CON GRIN SU CONOCIMIENTOS VALEN MAS

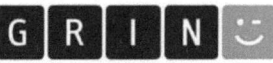

Lian Hua Stephanie Recillas Román et al.

Aspectos teóricos de las pruebas diagnósticas de biología molecular para la identificación de neospora caninum en fetos bovinos de establos del estado de Hidalgo, México

GRIN Publishing

Bibliographic information published by the German National Library:

The German National Library lists this publication in the National Bibliography;
detailed bibliographic data are available on the Internet at http://dnb.dnb.de .

Imprint:

Copyright © 2012 GRIN Verlag GmbH
Print and binding: Books on Demand GmbH, Norderstedt Germany
ISBN: 978-3-656-93263-5

This book at GRIN:

http://www.grin.com/es/e-book/295263/aspectos-teoricos-de-las-pruebas-diagnosti-
cas-de-biologia-molecular-para

GRIN - Your knowledge has value

Since its foundation in 1998, GRIN has specialized in publishing academic texts by students, college teachers and other academics as e-book and printed book. The website www.grin.com is an ideal platform for presenting term papers, final papers, scientific essays, dissertations and specialist books.

Visit us on the internet:

http://www.grin.com/

http://www.facebook.com/grincom

http://www.twitter.com/grin_com

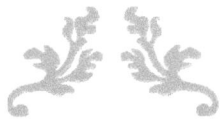

ASPECTOS TEÓRICOS DE LAS PRUEBAS DIAGNÓSTICAS DE BIOLOGÍA MOLECULAR PARA LA IDENTIFICACIÓN DE NEOSPORA CANINUM EN FETOS BOVINOS DE ESTABLOS DEL ESTADO DE HIDALGO, MÉXICO.

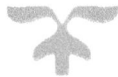

Q.F.B. Lian Hua Stephanie Recillas Román
Q.F.B. Luis Mario Madrid Jiménez
M.V.Z. Yolanda Margarita Sánchez Castilleja

ENERO, 2012.

Lugar de Realización: Laboratorio de Inmunología. Depto. de Producción Agrícola y Animal. Universidad Autónoma Metropolitana, Unidad. Xochimilco

Resumen

Neospora caninum es un protozoario intracelular obligado que pertenece al *phylum* *Apicomplexa*, familia Sarcosystidae. Éste parásito, fue confundido con *Toxoplasma gondii*, debido a sus similitudes estructulares, Thilsted y Dubey identificaron por primera vez a *N. caninum* en 1988 como agente etiológico de aborto en bovinos (Dubey, 1999). En 1993 se consiguió el primer aislamiento procedente de un feto bovino abortado (Conrad et al, 1993). Posteriormente, se logró la reproducción de la muerte fetal en vacas gestantes inoculadas experimentalmente (Barr et al, 1994). *N. caninum* se ha detectado en la mayoría de las especies domésticas como los bovinos, quienes ingieren ooquistes excretados por caninos, identificados como hospederos definitivos. Se plantea que la humedad, como es el caso de la zona estudiada, posibilita que los ooquistes expulsados al exterior esporulen y permanezcan en fase infectiva y viables en la tierra, suelos y pastos por varios meses (Dubey, 1999). Esto deviene en una vía de transmisión segura, para el hospedero intermediario. En bovinos gestantes, la ingestión puede conducir a la transmisión transplacentaria exógena o en el caso de infección crónica, a la transmisión endógena debida a la reactivación de quistes que contienen bradizoitos, que, en la mayoría de los casos desencadena el proceso abortivo. Al no haber lesiones macroscópicas patognomónicas, el diagnóstico puede hacerse de diferentes formas. El estudio histopatológico de tejido fetal esencialmente de cerebro se utiliza como prueba de escrutinio, a pesar de su baja sensibilidad; ya que no requiere de una operación costosa (Anderson et al, 2000; Dubey et al, 1997; Jenkins et al, 2002; Reichel et al, 2000). Pero, la aplicación de rtPCR se ha empleado mayoritariamente en tejido del sistema nervioso central, como prueba confirmatoria, por su alta sensibilidad y especificidad, aunque no se ha usado de manera rutinaria en el diagnóstico, básicamente por el alto costo, equipo y experiencia requeridos para desarrollar dicha técnica (De Meerschman et al, 2002; Wouda et al, 1997).

En México se han realizado diferentes estudios para estimar la seroprevalencia del parásito en animales hospederos. Sin embargo, la identificación del agente causal de abortos bovinos, debe estipularse de manera clara a través de una técnica sensible y específica como PCR, con dicho análisis la detección de DNA compatible con *N. caninum* sería útil para confirmar el diagnóstico de éste protozoario, sin la confusión con algún otro parásito, además se define el estado de infección para plantear posteriores tratamientos farmacológicos en bovinos (Timothy et al, 1999).

A continuación se presentan los aspectos teóricos del ciclo de vida de éste parásito, así como las pruebas diagnósticas de biología molecular que involucran una vía para el diagnóstico de *N. caninum*.

INDICE

Introducción

Neospora caninum es un protozoario intracelular obligado que pertenece al *phylum Apicomplexa*, familia Sarcosystidae. Éste parásito, fue confundido con *Toxoplasma gondii*, debido a sus similitudes estructulares. Thilsted y Dubey, identificaron recientemente a *N. caninum* en el año de 1988, relacionándolo como agente etiológico de aborto en bovinos (Dubey, 1999). Sin embargo, fue en 1991 cuando se obtuvo el primer aislamiento del parásito directo de tejidos fetales de bovinos, en Estados Unidos (Conrad *et al*, 1993). Posteriormente, se logró la reproducción de la muerte fetal en vacas gestantes inoculadas experimentalmente (Barr *et al*, 1994). *N. caninum* se ha detectado en la mayoría de las especies domésticas como los bovinos, quienes ingieren ooquistes excretados por caninos, identificados como hospederos definitivos. Se plantea que la humedad, como es el caso de la zona estudiada, posibilita que los ooquistes expulsados al exterior esporulen y permanezcan en fase infectiva y viables en la tierra, suelos y pastos por varios meses (Dubey, 1999). Esto deviene en una vía de transmisión segura, para el hospedero intermediario. En bovinos gestantes, la ingestión puede conducir a la transmisión transplacentaria exógena o en el caso de infección crónica, a la transmisión endógena debida a la reactivación de quistes que contienen bradizoitos, que, en la mayoría de los casos desencadena el proceso abortivo. Al no haber lesiones macroscópicas patognomónicas, el diagnóstico puede hacerse de diferentes formas. El estudio histopatológico de tejido fetal esencialmente de cerebro se utiliza como prueba de escrutinio, a pesar de su baja sensibilidad; ya que no requiere de una operación costosa (Álvarez, 2003; Dubey *et al*, 1997; Jenkins *et al*, 2002; Reichel, 2000). Pero, la aplicación de rtPCR se ha empleado mayoritariamente en tejido del sistema nervioso central, como prueba confirmatoria, por su alta sensibilidad y especificidad, aunque no se ha usado de manera rutinaria en el diagnóstico, básicamente por el alto costo, equipo y experiencia requeridos para desarrollar dicha técnica (De Meerschman et al, 2002; Wouda *et al*, 1997).

En México se han realizado diferentes estudios para estimar la seroprevalencia del parásito en animales hospederos. Sin embargo, la identificación del agente causal de abortos bovinos, debe estipularse de manera clara a través de una técnica sensible y específica como PCR, con dicho análisis la detección de DNA compatible con *N. caninum* sería útil para confirmar el diagnóstico de éste protozoario, sin la confusión con algún otro parásito, además se define el estado de infección para plantear posteriores tratamientos farmacológicos en bovinos (Timothy *et al*, 1999).

Por lo anterior, el objetivo del presente trabajo es identificar la presencia de *N. caninum* mediante la técnica de PCR cuantitativa, en cerebros de fetos bovinos abortados de establos del Estado de Hidalgo, México.

Para llevar a cabo la identificación del parásito mediante PCR cuantitativa, se revisará la información bibliográfica que nos permitirá establecer cuáles son los factores de cada etapa implicada en el diagnóstico para estandarizar los procesos y tener un resultado confiable.

Una vez estandarizado todo el procedimiento para el diagnóstico, se realizarán las extracciones y purificaciones de ADN a partir de muestras de cerebro, las cuales, tendrán que ser evaluadas para confirmar la presencia de éste ácido nucleico, a través de electroforesis. Para determinar la pureza del material genético, se realizará una cuantificación de ADN con la ayuda de un método espectrofotométrico. Donde la absorbancia en la lectura es el cociente entre 260 nm correspondiente a una solución de

ADN doble hebra de 50 µg por mL en una cubeta de 1cm^3 de camino óptico y aquella obtenida a 280 nm, rango que indica contaminaciones con proteínas; el rango del cociente que indica el alto grado de pureza, va entre 1.8 y 2 µg/mL, mientras que cocientes inferiores sólo reflejan contaminación con proteínas (Espitia *et al*, 2004).

Una vez cumplida con dicha valoración del analito, se pasará a la siguiente etapa para la determinación de *N. caninum*, por PCR cuantitativa. Se tendrá que corroborar en el proceso de estandarización la concordancia de los resultados obtenidos entre réplicas y en diferentes corridas. Así mismo, deberán optimizarse los parámetros críticos para dicha técnica y determinar aquellos que sean imprescindibles para que el sistema sea confiable (Binder, 1997h; Organización Mundial de Sanidad Animal, 2004). En la determinación del protozoario.

Finalmente, la estandarización de la extracción y del PCR nos conducirá a una adecuada interpretación en las lecturas de amplificación.

1.   Antecedentes Históricos de *Neospora caninum*

Se denomina neosporosis a la enfermedad producida por protozoos del género *Neospora*. Esta parasitosis se diagnosticó por primera vez en 1984, Noruega, por Bjerkas y colaboradores; los cuales describieron una encefalopatía mortal en seis cachorros de la raza Bóxer, los cuales resultaron serológicamente negativos a *Toxoplasma gondi*, fue caracterizada por encefalomielitis y miositis (Salinas et al, 2005). Sin embargo, casos similares fueron descritos en Estados Unidos hasta que finalmente el género *Neospora* se logró describir por primera vez en 1988, incluyéndose una única especie en ese momento: *Neospora caninum* (Dubey et al, 1988b); en ese mismo año, se obtuvo el primer aislado del parásito a partir de muestras de origen canino (Dubey et al, 1988a). La obtención *in vitro* del primer aislado de *N. caninum* permitió el desarrollo de una prueba de inmunofluorescencia indirecta (IFAT) para el diagnóstico serológico de la neosporosis; un año más tarde (1989), Lindsay y Dubey desarrollaron una prueba de inmunohistoquímica (IHQ) para la detección del parásito en tejidos de animales infectados. Posteriormente, se fueron empleando otro tipo de pruebas diagnósticas, que a grandes rasgos, podemos clasificarlas en indirectas, como el inmunoensayo (ELISA), la prueba de aglutinación directa y el Western Blot (Atkinson et al, 2000b; Björkman y Uggla, 1999) y directas como la técnica de reacción en cadena de la polimerasa (PCR) (Holmdahl y Mattsson, 1996; Lally, 1996a; Yamane et al, 1996), incluyendo la PCR cuantitativa (Álvarez, 2003; Collantes et al, 2002; Müller, 2002), siendo esta última altamente específica y sensible para la detección de infección fetal (Anderson et al, 2000; Pereira, 2003).

En 1989 comenzaron a desarrollarse los primeros modelos experimentales de la enfermedad por Lindsay y Dubey, que realizaron las primeras inoculaciones del parásito en ratones y ratas[55]. Estudios subsecuentes han demostrado *N. caninum* tiene rango amplio de hospederos, entre ellos se encuentran animales domésticos, como bovinos, felinos, caninos, equinos y animales silvestres. Finalmente, el descubrimiento del perro como el hospedador definitivo de *N. caninum* puso de manifiesto la posibilidad de transmisión horizontal, en 1998 por McAllister. En éste mismo año, el parásito es considerado como el agente causal de aborto en bovinos[44].

En 1989, Speer y Dubey realizaron estudios sobre la ultraestructura de los taquizoítos, bradizoítos y quistes tisulares; mientras Thilsted y Dubey (1989) describieron, por primera vez, a *N. caninum* como agente etiológico de abortos en el ganado bovino.En la actualidad, la importancia de la neosporosis bovina tiene repercusiones económicas a nivel mundial, que cruza con aborto, mortalidad neonatal y nacimiento de terneros con sintomatología neuromuscular o clínicamente sanos, pero crónicamente infectados (Álvarez, 2003; Thilsted y Dubey, 1989).

Los primeros estudios sobre los mecanismos de transmisión de *N. caninum* realizados por Lindsay y Dubey en 1990, pusieron de manifiesto la importancia de la transmisión vertical del parásito y establecieron un modelo experimental en el ratón para el estudio patogénico de la infección (Álvarez, 2003). Así mismo, se demostró la transmisión transplacentaria en caninos, felinos, ovinos y bovinos. En 1992, se confirma experimentalmente, la transmisión vertical del parásito en la especie bovina (Dubey, 1992).

Un punto importante en la corta historia del género *Neospora*, fue la descripción de una segunda especie, la cual provoca trastornos neurológicos en el caballo: *Neospora hughesi*. Posteriormente, diversos autores pusieron en evidencia las diferencias ultraestructurales, antigénicas, genéticas y de patogenicidad existentes entre esta nueva especie y *N. caninum* (Marsh et al, 1998; Pérez, 2004).

Aunque en años atrás ya se había descrito al parásito y se habían reportado casos en otros países, en México, la neosporosis fue detectada en 1997 en un feto bovino abortado, de la raza Holstein, que presentó lesiones histopatológicas características, confirmándose la presencia del parásito a través de IHQ (Salinas et al, 2005).

1.1 Neosporosis Bovina

Aunque inicialmente, la neosporosis fue descrita como una enfermedad neuromuscular grave en el perro, el descubrimiento de *N. caninum* como agente causal de aborto en ganado bovino de leche y carne impulsó el desarrollo de los primeros estudios sobre la enfermedad en esta especie; posteriormente se han realizado numerosos trabajos para conocer la prevalencia real de la infección y la participación del parásito en el aborto y la mortalidad neonatal. Desde las décadas de los ochenta *N. caninum* ha emergido, como un importante parásito, de enfermedades reproductivas entre bovinos; en 1989 Thilsted y Dubey reconocieron al protozoario como agente etiológico del aborto en esta especie doméstica, además en 1991, Anderson y Barr, dieron a conocer a la neosporosis como la primera causa de aborto en el ganado lechero en California (EE.UU.) (Álvarez, 2003; Anderson et al, 1991; Muñoz, 2004; Pérez, 2004). El primer aislamiento asociado a Neospora caninum fue en 1987, en una finca lechera en Nuevo México. Aunque, estudios retrospectivos en California sugieren que este protozoo ya se encontraba en el año 1985 (Álvarez, 2003).

El aborto es el signo clínico más característico de la neosporosis bovina, se presenta durante todo el año (Anderson et al, 1991), existiendo países donde es más común, en verano y otros en invierno. Además, tanto los bovinos productores de carne, como los de leche pueden estar afectados por el parásito, no existiendo, hasta el presente, ninguna predisposición racial (Dubey, 1999).

En el ganado bovino, las lesiones se localizan, principalmente, en el feto abortado, los cuales pueden aparecer totalmente autolíticos o momificados, siendo esta última presentación relativamente común por el parásito; se han observado algunas características clínicas en placenta. Las lesiones más comunes se van a presentar en los fetos abortados; en animales adultos, que estando infectados, no suelen manifestar alteraciones anatomopatológicas evidentes (Álvarez, 2003).

Las alteraciones macroscópicas en fetos son raras y suelen presentarse en la musculatura, tanto esquelética como cardiaca, en forma de pequeñas áreas blanquecinas que profundizan a la sección. Microscópicamente, sólo se observa zonas con inflamación, focos de necrosis, las cuales pueden aparecer en cualquier órgano o tejido fetal, por frecuencia de aparición destaca el sistema nervioso central (SNC), el corazón, el músculo esquelético y el hígado. *N. caninum* es detectado casi exclusivamente en las lesiones del SNC, este parásito invade de forma activa neuronas y astrocitos, provocando trastornos neuromusculares graves por la destrucción de estas células (Pérez, 2004).

1.2   Neosporosis en México

La neosporosis bovina constituye una enfermedad de reciente descubrimiento en México, fue detectada en 1997 en un feto abortado de la raza Holstein, macho, de cinco meses de gestación, que presentó lesiones histológicas características, confirmándose la presencia del parásito a través de inmunohistoquímica. El parásito ha sido reconocido como una de las principales causas de aborto a nivel mundial, principalmente en países como Estados Unidos, Nueva Zelanda y Holanda, además de que también se ha reconocido en Canadá, Gran Bretaña, Bélgica, Suecia, Dinamarca, Australia, Japón, Sudáfrica, Israel, Argentina y México (Salinas et al, 2005).

Los estudios clínico-patológicos sobre esta enfermedad han sido insuficientes, debido a los pocos años de hallazgo que tiene. Sin embargo, en lo que respecta a México, ya se han podido detectar lesiones fetales características en tejido muscular y hepático. Se han encontrado quistes parasitarios y taquizoítos en el sistema nervioso central de fetos abortados, lo cual ha sido confirmado principalmente mediante técnicas como la inmunohistoquímica, la seropositividad utilizando ELISA, esto se ha confirmado en diversos hatos del Altiplano Mexicano (Morales et al, 1997).

2.   Características de *Neospora caninum*

2.1   Taxonomía y Morfología

Neospora caninum, es un protozoario intracelular obligado, perteneciente al phylum Apicomplexa, clase Sporozoea, subclase Coccidia, orden Eucoccidia, suborden Eimeriina y familia Sarcocystidae. Morfológicamente es similar a Toxoplasma gondii, ambos se caracterizan por tener ciclos biológicos heteroxenos, es decir, existen varios huéspedes donde se desarrolla el parásito y forman quistes en el hospedador intermediario (Pérez, 2004).

Cabe destacar cuatro especies estrechamente relacionadas: *N. caninum, T. gondii, H. hammondi* y *H. heydorni*, cuyos ooquistes tienen un tamaño similar. Sin embargo, presentan importantes diferencias tanto biológicas como estructurales, que justifican la existencia del género *N. caninum* (Dubey et al, 2002a; Dubey et al, 2002b). El empleo de pruebas diagnósticas serológicas específicas ha permitido diferenciar a *N. caninum* de otras especies, debido a su composición antigénica. Estudios filogenéticos basados en el análisis de la secuencia de la subunidad menor del ARN ribosomal (nss-ARNr), mostraron un elevado grado de homología entre N. caninum y T. gondii, sugiriendo que los dos organismos podrían pertenecer al mismo género (Muñoz, 2004). Sin embargo, cuando se investigaron los genomas de Neospora, de Toxoplasma y de Sarcocystis mediante técnicas de RAPD-PCR se encontraron diferencias significativas (Guo y Johnson, 1995). En el ciclo biológico, se ha logrado discernir como hospedador definitivo de *N. caninum* al perro, mientras que el gato es hospedador definitivo de   *H. heydorni, T. gondii* y *H. hammondi* (Pérez, 2004).

Morfológicamente, se distinguen tres etapas infecciosas claramente definidas; los taquizoítos, los quistes tisulares con bradizoítos en el interior y los ooquistes, las dos primeras etapas son identificadas, en el hospedador intermedio, mientras, que la última, se encuentra en el hospedador definitivo. Los taquizoítos tienen un tamaño que oscila entre 3-7 µm de longitud y 1-5 µm de anchura y una morfología ovoide, globular o lunar, dependiendo de la etapa de división en la que se encuentren. Los quistes tisulares miden aproximadamente 100 µm de diámetro, tienen forma redondeada u oval y pueden contener en su interior hasta 200 bradizoítos, éstos tienen aproximadamente de 6-8 µm de longitud por 1-1,8 µm de anchura. Los ooquistes tienen forma esférica o subesférica, su tamaño medio es de 11.7 µm longitud y 11,3 µm de anchura (Dubey y Lindsay, 1996; Dubey, 1999).

2.2   Ciclo de Vida de *Neospora caninum*

Hasta los inicios de los años 90', no se tenía mayor información sobre el ciclo de vida de *N. caninum,* alrededor de 1998 sólo se conocían algunas especies hospedadoras y como única vía de transmisión demostrada era la transplacentaria. En éste mismo año, los estudios experimentales de McAllister y colaboradores, fueron concluyentes en el conocimiento del ciclo de éste parásito, ya que demostraron al perro, como el hospedador definitivo; aunque no se conoce claramente como se contagia en forma natural, pueden experimentalmente infectarse al comer quistes de un hospedador intermedio, lo que ha sido demostrado al alimentar a estos animales con cerebros de ratones infectados, luego de la ingestión de los quistes tisulares, 5 a 17 días, los perros eliminan ooquistes al medio, a través de las heces fecales (Atkinson et al, 2000b; Dubey, 1999; McAllister et al, 1998). En el medio ambiente, luego de tres días estos se vuelven ooquiste infectantes o esporulados. Los ooquistes eliminados por los perros, infectan a los bovinos, a través de alimentos o aguas contaminadas con heces de caninos infectados y utilizados en la alimentación, reiniciando el ciclo (McAllister et al, 1998).

Como se ha mencionado anteriormente, se conocen tres estadios dentro del ciclo biológico y éste se inicia cuando un hospedador intermedio ingiere ooquistes esporulados, los cuales se rompen; los esporozoitos se liberan en el tracto intestinal, invadiendo las células digestivas, así se transforman en taquizoítos, éstos se dividen rápidamente y tienen la capacidad de penetrar destruyendo las células (Dubey, 1999). Los taquizoítos son responsables de la fase aguda de la infección, pueden invadir una gran variedad de tipos celulares en el hospedador parasitado incluyendo macrófagos y linfocitos, siendo diseminados por todo el cuerpo del hospedador, pero, no se tiene mayor conocimiento sobre el modelo de distribución, de este parásito, sobre los tejidos. Por lo tanto, en el hospedador intermediario podemos encontrar los dos estadios asexuales del parásito: taquizoítos y quistes tisulares con bradizoítos. *N. caninum* tiene una gran afinidad por tejido nervioso, miocardio e hígado. En esta fase del ciclo, los taquizoítos se transforman en bradizoítos. Cuando el hospedador desarrolla una repuesta inmunitaria, los bradizoítos del parásito se envuelven por una membrana propia, formando los quistes tisulares, los que pueden estar por varios años en el hospedador, sin causar signos clínicos (Atkinson et al, 1999; Lindsay et al, 1999a; McAllister et al, 1998).

Puede existir una reactivación de los quistes tisulares, en situaciones donde se comprometa el estado inmunitario del hospedador, como ocurren durante la preñez, llevando a una reconversión de bradizoítos en taquizoítos y subsecuentemente infectando la placenta y al feto (Innes et al, 2002; Quinn et al, 2002).

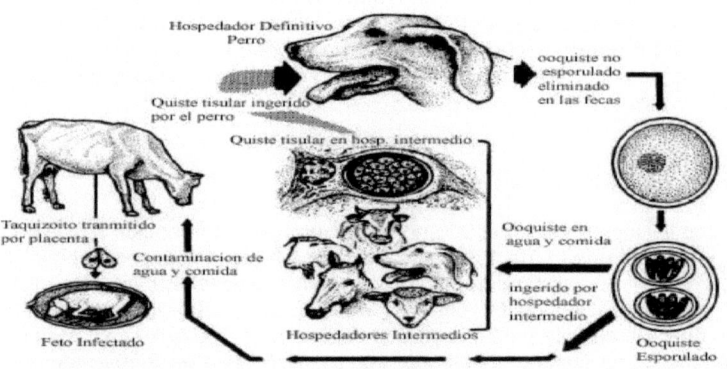

Figura 1. Ciclo de vida de *Neospora caninum* (Dubey, 1999).

2.3 Transmisión de Neospora caninum

En general, la transmisión de la parasitosis bovina se realiza mediante dos formas: la transmisión vertical (endógena), de una madre infectada a su feto, y la transmisión horizontal (exógena), en la cual el bovino debe ingerir alimento o agua contaminados con ooquistes esporulados del parásito, que excretan los hospedadores definitivos (Santana et al, 2010).

N. caninum tiene como hospedadores definitivos el perro y recientemente, se ha descrito también al coyote, además ambos pueden actuar también como hospedadores intermediarios. Así mismo, los hospedadores intermediarios pueden infectarse mediante la transmisión vertical, ya sea por vía transplacentaria o por ingestión de calostro o leche, y la transmisión horizontal, mediante la ingestión de alimentos o agua contaminados con ooquistes, e incluso de placentas que contengan taquizoítos (Pérez, 2004; Uggla et al, 1998).

2.3.1 Transmisión Vertical

La transmisión vertical se reconoce como responsable de la perpetuación de la infección en el hato. En vacas infectadas de forma crónica, la transmisión al feto durante la gestación sucede como consecuencia del recrudecimiento de la infección latente, debido a la inmunodepresión generada por la gestación; la parasitemia consecuente permite que las formas infectantes del parásito invadan la placenta y diferentes tejidos fetales. En estos casos, la cría puede nacer infectada pero clínicamente sana, o bien el aborto puede presentarse (Santana et al, 2010).

La importancia de este modo de transmisión en la epidemiología de la neosporosis es dependiente de la especie animal. En este sentido, la transmisión vertical vía transplacentaria es el principal modo de infección en el ganado bovino y el parásito puede mantenerse en las granjas, donde la reposición con ganado propio sea la norma, cuando existe la ausencia de un hospedador definitivo. Por otro lado, la falta de variaciones en las tasas de prevalencia entre los diferentes grupos de edad y la detección de anticuerpos precalostrales frente a *N. caninum* en el suero de terneros nacidos de vacas seropositivas (Pérez, 2004), sugieren la idea de que la transmisión vertical vía transplacentaria tiene un

9

papel importante en la propagación y mantenimiento de la neosporosis bovina (Anderson et al, 1997; Björkman et al, 1996). Una vez adquirida la infección (in útero o desde el medio), las hembras permanecen infectadas y transmiten la infección a su descendencia en distintas gestaciones, consecutivas. La transmisión vertical vía transplacentaria se produce tanto en animales en los que no se observa patología abortiva como en aquellos que han abortado, y se ha demostrado experimentalmente en el ganado bovino (Dubey y Lindsay, 1996).

2.3.2 Transmisión Horizontal

El descubrimiento del perro como hospedador definitivo de *N. caninum*, puso de manifiesto la posibilidad de transmisión horizontal de la infección, ya que éste elimina ooquistes con sus heces (Lindsay et al, 1999a; McAllister et al, 1998). Posteriormente, se demostró que los ooquistes son infectantes cuando se administran experimentalmente por vía oral a terneros y a vacas gestantes (De Marez et al, 1999). Así, la infección postnatal en los hospedadores intermediarios puede tener lugar por ingestión de ooquistes eliminados en las heces del hospedador definitivo que contaminan el alimento y agua bebible. Diversos estudios han sugerido la existencia de una relación entre el aborto epidémico en algunos rebaños y una exposición puntual a una fuente de infección externa, señalando la presencia del perro en el rebaño como un factor de riesgo implicado en casos de abortos asociados a *N. caninum* (McAllister et al, 2000; Wouda, 1999b).

Por otra parte, diversos autores han señalado la presencia de *N. caninum* en la placenta; aunque únicamente, Dijkstra, ha demostrado que la ingestión de placenta infectada con el parásito podría ser un posible modo de transmisión entre la vaca y el perro. Sin embargo, se desconoce la importancia de este hecho en la epidemiología de la neosporosis (Dijkstra et al, 2002b; Pérez, 2004).

2.3.3 Neosporosis en Hembras

Las consecuencias de la neosporosis bovina en una hembra gestante pueden ser: el aborto del embrión o del feto y el nacimiento de terneros congénitamente infectados con o sin sintomatología. La infección al comienzo de la gestación suele originar la muerte del feto, mientras que a mitad de la gestación puede provocar la muerte fetal o el nacimiento de terneros congénitamente infectados, los cuales pueden presentar sintomatología al nacimiento. Finalmente, si la infección se produce en la última fase de la gestación suelen nacer terneros congénitamente infectados sin sintomatología aparente, los cuales pueden transmitir la infección a la descendencia si son mantenidos en el rebaño (Álvarez, 2003).

Los bradizoítos alojados en los quistes tisulares del SNC en una hembra bovina gestante pueden reactivarse bajo influencias hormonales e inmunológicas originando parasitemia, cuando se produce esta reactivación de quistes latentes o como resultado de una infección oral, los taquizoítos atraviesan la placenta produciendo necrosis e inflamación. Además, en el útero materno hay una posterior invasión en las células, por parte del parásito y un daño a la placenta. Cuando *N. caninum* invade las células en el útero bovino se multiplica y causa la destrucción focal del tejido tanto materno como fetal de la placenta, desencadenando una respuesta inflamatoria y, a partir de este zona, el daño se extiende a la membrana corioalantoidea (Barr et al, 1994b). La placenta juega un papel esencial en el equilibrio inmunológico. Durante la gestación se ponen en marcha una serie de mecanismos complejos que permiten que la madre gestante no rechace al feto, sin embargo, este hecho favorece la colonización de ciertos microorganismos como es el caso de *N. caninum* (Álvarez, 2003).

2.3.4 Neosporosis en Fetos

Los abortos por *N. caninum*, pueden ocurrir desde los tres meses de gestación hasta su término. La transmisión del parásito al comienzo de la gestación conduce a la muerte fetal. Ello es así, porque el estado de inmunocompetencia del feto desempeña un destacado papel en la patogenia de la neosporosis; éste es incapaz de reconocer algún tipo de patógeno, debido a la inmadurez de su sistema inmune, por lo que es más vulnerable a la infección durante la fase temprana de gestación. En el segundo tercio de gestación el feto comienza a desarrollar su sistema inmunitario, sin embargo, la mayoría de los abortos diagnosticados por neosporosis ocurren justo en dicho periodo gestacional. Ello es debido a que la respuesta inmune desarrollada es todavía insuficiente para superar la parasitosis (González, 1999).

Simultáneamente al daño y a la respuesta inflamatoria en la placenta materna, el parásito entra en la corriente sanguínea del bovino gestante e invade diversos tejidos como corazón, hígado, músculo esquelético y pulmón, mostrando una especial predilección por el SNC, es donde el parásito se localiza en las fases iniciales (Pérez, 2004). En las células infectadas del feto, se inician procesos de multiplicación mediante endodiogenia que ocasionan daño celular con necrosis e inflamación, o se forman quistes tisulares capaces de persistir durante toda la vida animal hasta su posterior reactivación. Mecanismos hormonales e inmunes maternos ocurridos durante la gestación, sumado al desarrollo del sistema inmune fetal, actúan determinando si la infección desencadena la muerte del feto, el nacimiento de un ternero congénitamente infectado o el nacimiento de un ternero libre de infección. Aunque se ha estimado que transcurren de tres a cuatro semanas entre la infección fetal y el aborto. La gestación puede concluir con el nacimiento de un ternero infectado, que en caso de ser hembra, transmitirá la enfermedad a su descendencia, teniendo también alto riesgo de abortar (Rondón y Bragagnini, 2006). El feto muerto en el útero puede ser reabsorbido, momificado cuando mueren durante etapas tempranas o son expulsados con avanzado grado de autolisis. La fertilidad no se ve afectada después del aborto dado que generalmente no deja secuelas (Pérez, 2004; Rondón y Bragagnini, 2006).

Por otra parte, cuando no se presenta el aborto, la mayoría de bovinos infectados vía vertical que logran nacer, son clínicamente sanos, pero congénitamente infectados; las principales lesiones que se producen son nuevamente en el SNC, donde se evidencia una encefalitis, por lo que pueden nacer vivos pero enfermos o ser clínicamente sanos con infección crónica. Durante las primeras semanas de vida los terneros enfermos pueden mostrar signos de lesiones neuromusculares e incluso morir; estos casos clínicos son poco frecuentes (Muñoz, 2004; Rondón y Bragagnini, 2006).

11

3. Tratamiento y Principales Medidas de Control

En la actualidad, no hay un tratamiento efectivo para las vacas infectadas que pueda prevenir la transmisión vertical. Sin embargo, experimentos en ratones han evidenciado que el uso de los anticoccidiales derivados de la triazina, como toltrazuril y ponazuril, previenen la formación de lesiones cerebrales y además disminuye la detección de ADN parasitario por medio de PCR en más de 95% (Anderson et al, 2000; Dubey, 2003).

Aún no existe información concluyente respecto a la eficacia de la vacuna muerta en reducir la infección fetal o abortos en vacas infectadas o en prevenir la infección post natal en vacas no infectadas (Anderson et al, 2000). Sin embargo, estudios preliminares indican que la vacuna tiene la capacidad de reducir la incidencia de abortos, pero no genera protección contra la transmisión vertical del parásito (Álvarez, 2003).

Hasta la fecha no se han podido establecer medidas de prevención y control directos, ya que aún se desconocen algunos aspectos del parásito tales como en el ciclo de vida y su transmisión, sin embargo, se puede tomar medidas de prevención y control generales. Se recomienda que los perros y las vacas de los establos disminuyan su contacto, debido a que se ha comprobado la asociación epidemiológica entre estos animales. En este mismo sentido, debe disminuirse la contaminación fecal de alimentos y agua. Para cortar el ciclo hacia el hospedero definitivo, además se deben retirar los tejidos potencialmente infectados, como fetos abortados y membranas fetales, manteniendo limpieza en el lugar (Anderson et al, 2000; Dijkstra et al, 2001a; Dubey, 1999, Dubey, 2003).

4. Pruebas Diagnósticas para la Identificación de *Neospora caninum*

El diagnóstico de *Neospora caninum* se lleva a cabo en conjunto con los signos clínicos y mediante el uso de pruebas inmunodiagnósticas, por técnicas histopatológicas, moleculares o de aislamiento, utilizando principalmente cerebro, corazón e hígado, que son los órganos comúnmente más afectados (Rondón y Bragagnini, 2006).

Entre los exámenes inmunodiagnósticos disponibles, están la inmunofluorescencia indirecta (IFAT), el ensayo por inmunoabsorción ligado a enzimas (ELISA), aglutinación directa, inmunohistoquímica (IHQ) y la electroforesis combinada con inmunodetección (Western Immunblot) (Moore et al, 2005).

Generalmente en adultos, el diagnóstico se realiza mediante la detección de anticuerpos específicos en suero, en calostro y leche de vacas infectadas, así como en fluidos vaginales o fluidos salivales. Se suelen realizar con frecuencia técnicas como IFAT y ELISA para estos casos siendo menos útiles en la detección individual, además es recomendable analizar simultáneamente suero de vacas con y sin antecedentes de aborto para comparar no sólo la presencia de anticuerpos sino también el nivel de los mismos. Si una vaca es positiva serológicamente a *N. caninum* no necesariamente implica que ésta sea la causa del aborto, también puede ser sólo un indicativo de que ha estado expuesta al parásito, o bien, puede ser un falso positivo, por lo que el agente causal sería otro microorganismo. Para establecer este diagnóstico, se consideran tanto la sensibilidad y especificidad del método como la evidencia de hallar lesiones características en el feto.

Las posibles reacciones cruzadas con *T. gondii, Sarcocystis sp*, o con otras especies apicomplexas se pueden evitar empleando distintos tipos de técnicas (Álvarez, 2003; Dubey et al, 2002a; Moore et al, 2005). Por otra parte, aunque la neosporosis en fetos abortados solo puede diagnosticarse en cada caso individual los análisis serológicos en los animales adultos proporcionan una información inicial acerca de la magnitud del problema. Siempre debe remitirse el feto completo con la placenta y una muestra de suero materno al laboratorio. Si ello no fuera posible, debe enviarse al menos la cabeza del feto, puesto que el parásito y las lesiones más características producidas en los fetos abortados se localizan preferentemente en el cerebro, incluso en el caso de fetos momificados o con autolisis avanzada. El diagnóstico presuntivo de aborto por neosporosis puede emitirse ante la presencia de lesiones meningoencefalitis necrotizante multifocal, miocarditis y miositis focales no supurativas caracterizadas por la presencia de células mononucleares. La presencia del parásito puede ser observada por histopatología e IHQ, aunque su sensibilidad es baja y pueden no ser confiables los resultados, resulta una técnica diagnóstica vigente, además se deben examinar cortes de tres a cinco áreas del cerebro o tejido, el hallazgo de algún quiste o acumulo de taquizoítos, definen una infección congénita, pero no la causa de aborto (Álvarez, 2003; Moore et al, 2005).

El aislamiento de *N. caninum* en cultivos in vitro permite la caracterización del parásito y es útil para estudios epidemiológicos regionales. Sin embargo, no es sencillo obtener al agente a partir de fetos abortados, ya que depende del estado en el que se encuentre el feto, es decir, si está momificado o con un grado considerable de autolisis, también depende de la abundancia y distribución del parásito en el tejido seleccionado, por lo que está técnica resulta muy costosa para usarla como prueba confirmatoria (Moore et al, 2005).

El diagnóstico que se usa en técnica molecular, es la reacción en cadena de la polimerasa (PCR), éste permite detectar ADN del parásito, es altamente específica y sensible para la detección de infección fetal. Debido a la alta incidencia que tiene la neosporosis para transmitirse en forma vertical, los resultados positivos del PCR están asociados a problemas reproductivos, ya que no sólo identifica al protozoo sino también quedan descartadas otras causas de aborto (Anderson et al, 2000; Moore et al, 2005).

En la actualidad, las distintas técnicas de PCR que se han desarrollado han sido utilizadas no sólo en el diagnóstico de la enfermedad, sino también en el estudio de la patogenia, detección de ooquistes, estudios de filogenia, confirmación del agente causal de aborto y estudios de virulencia. Así se han aplicado las diferentes variantes como el PCR convencional, anidado, semianidado, en tiempo real, PCR-RFLP, RAPD-PCR para diferenciación de especies de *N. caninum* (Álvarez, 2003).

4.1 Técnicas Basadas en la Reacción en Cadena de la Polimerasa (PCR) para la Detección de *Neospora caninum*

Esta técnica, fue desarrollada en 1986 por Kary Mullis, cuyo objetivo es obtener un gran número de copias de un fragmento particular de ADN partiendo de un mínimo y sirve para amplificar un fragmento de ADN, ya que dicha amplificación es exponencial, resulta más fácil identificar con una muy alta probabilidad el agente causal de una enfermedad. En medicina veterinaria los primeros informes de esta práctica, datan de 1989, en trabajos publicados por Belak y Ballagi, donde se diagnosticaron afecciones virales en diferentes especies animales, confirmando así las ventajas dadas por Mullis tres años antes. La técnica se utilizó, para diagnosticar enfermedades, en las cuales los métodos tradicionales de laboratorio, eran complejos, poco sensibles y de baja especificidad. En general, como ventajas de esta técnica se puede encontrar su realización a partir de material congelado, la confiabilidad, sensibilidad, especificidad, reproducibilidad, rapidez y simplicidad. Así mismo, sirve para mejorar la eficacia diagnóstica complementando métodos convencionales o si se requiere un diagnóstico rápido y precoz del agente etiológico (Belak y Ballagi, 1989; Holmdahl y Mattsson, 1996; Muñoz, 2004; VanGuilder et al, 2008).

En las diversas variantes que existen del PCR, cabe comentar aquellas basadas en la amplificación de la región ITS1 del DNA ribosomal, las que amplifican fragmentos de la región p-Nc5 del DNA genómico y las que utilizan el gen 14-3-3 de N. caninum (Tabla I) (Álvarez, 2003). Esta tecnología resulta de gran utilidad para el diagnóstico ya que permite amplificar cantidades tan pequeñas de ADN como las que, en la práctica, se encuentran en muestras clínicas autolíticas o sometidas a fijación química. Sin embargo, Pereira señaló la necesidad de utilizar más de una técnica diagnóstica para aumentar la probabilidad de detectar la infección en los fetos abortados, verificando que en verdad se trate del parásito (Álvarez, 2003; Pereira et al, 2003).

Las técnicas de PCR que en la actualidad se han desarrollado, son utilizadas no sólo en el diagnóstico de la infección sobre todo en casos de aborto bovino, sino también en el estudio de la patogenia de la enfermedad, es decir, en infecciones experimentales realizadas en distintas especies y en estudios filogenéticos, en los cuales la técnica de PCR se ha combinado con otras técnicas como el RFLP y el RAPD. El desarrollo del PCR cuantitativo permite no sólo la detección sino también la cuantificación del ADN del parásito en los tejidos de animales infectados (Collantes et al, 2002; Müller et al, 2002).

4.1.2 PCR Convencional

El funcionamiento de esta técnica, imita el fenómeno de replicación de ADN, aislándose el fragmento que debe ser utilizado, aplicando calor para separar las dos cadenas de la molécula. Después, la muestra que se enfría, se le añaden fragmentos cortos de ADN denominados primers o cebadores, que son complementarios a la cadena que se unen, marcando así el segmento que debe ser amplificado. A la reacción de nucleótidos, se le añade la enzima ADN polimerasa, la que constituye con los nucleótidos añadidos, una cadena complementaria de cada segmento amplificado, obteniendo de nuevo una molécula de ADN de doble cadena. Cada ciclo de calentamiento y enfriamiento duplica la cantidad de ADN deseado en el tubo de la muestra, por lo que en unas cuantas horas pueden obtener millones de copias de un fragmento de ADN. Lo anteriormente señalado tiene lugar en tres fases denominadas desnaturalización, templado y polimerización, constituyendo un ciclo completo de PCR que se realiza en poco tiempo (Muñoz, 2004; VanGuilder et al, 2008).

Ésta técnica, mide la acumulación del ADN al final de un número predeterminado de ciclos y se ha utilizado tanto para estudios de filogenia, donde el principal objetivo es conocer la relación evolutiva entre N. caninum, T. gondii y los demás grupos de especies que guardan cierta similitud, como para detectar la presencia de dicho parásito (Holmdahl, y Mattsson, 1996; Muñoz, 2004).

Tabla 1. Principales técnicas de PCR empleadas en el diagnóstico e investigación de *N. caninum* (Álvarez, 2003).

Método	Secuencia diana	Aplicación (especie)	Referencia
RAPD-PCR	-	Estudios de filogenia	Guo & Jonson, 1995
PCR anidada	ITS1	Diagnóstico de la infección (ovejas) Diagnóstico del aborto (vaca)	Buxton *et al.*, 1998
PCR	ITS1	Estudios de filogenia (ratón)	Holmdahl & Mattsson, 1996
PCR	p-Nc5		Kaufmann *et al.*, 1996
PCR	ITS1	Estudios de filogenia	Payne & Ellis, 1996
PCR	p-Nc5	(ratones)	Yamage *et al.*, 1996
PCR anidada	14-3-3	(ratones)	Lally *et al.*, 1996a
PCR + sonda captura	(nss-r)RNA	(vaca y mono)	Ho *et al.*, 1996; 1997a,b
PCR+UDG+DIA	p-Nc5	Diagnóstico del aborto (vaca)	Gottstein *et al.*, 1998
Semi PCR anidada	p-Nc5	Diagnóstico del aborto (vaca)	Baszler *et al.*, 1999a
PCR anidada+PCR MIMIC	ITS1	Diagnóstico del aborto (ratón)	Ellis *et al.*, 1999a
PCR y QC-PCR	p-Nc5	(ratones)	Lidell *et al.*, 1999a,b
PCR-RFLP	IGS+5S	Estudios de virulencia de *N. caninum*	Fazaeli et al., 2000
PCR	p-Nc5	Detección de ooquistes	Hill *et al.*, 2001
RAPD-PCR	-	Estudios de diferenciación de especies de *N. caninum*	Spencer *et al.*, 2000
PCR cuantitativa	p-Nc5	(ratones y fetos bovinos)	Collantes-Fernández *et al.*, 2002
PCR cuantitativa	p-Nc5	(ratas)	Müller *et al.*, 2002

4.1.3 PCR Anidado

Se realizan dos PCR consecutivas que van de 25 a 30 ciclos cada una. En la primera se utilizan un par de cebadores llamados externos; en la segunda se usan cebadores complementarios a secuencias de ADN contenidas en los fragmentos que se amplificaron en la primera PCR (cebadores internos) que flanquean una región central que es la que queremos amplificar; el objetivo es que, los productos de la primera amplificación sirven como molde ideal para una segunda amplificación, lo cual mejor que tener el ADN genómico original. Es altamente sensible y específica. La especificidad aumenta porque como la amplificación de una secuencia fue obtenida previamente de un segmento ya amplificado, los cebadores sólo van a hibridar un sitio muy específico dentro del ADN; con esto, se evitan posibles hibridaciones inespecíficas por parte de los primers. Dada su enorme sensibilidad, uno de los peligros de esta técnica es la contaminación, por lo que su utilización es difícil en laboratorios de rutina (Howe et al, 2008; Muñoz, 2004).

Aunque no nos permite cuantificar la muestra, suele usarse para el diagnóstico de la infección y para confirmar que el agente causal del aborto fue *N. caninum* (Howe et al, 2008; Lally et al, 1996a; Muñoz, 2004).

4.1.4 PCR Semi-anidado

Funciona como una PCR anidada, pero en ésta sólo se utilizan los cebadores internos para amplificar, por lo que el método no añade mucha especificidad. Sin embargo, se ha empleado para diagnóstico del aborto (Moore, 2010; Muñoz, 2004).

4.1.5 PCR-RFLP

En biología molecular, el término de polimorfismos en la longitud de los fragmentos de restricción o RFLP (del inglés Restriction Fragment Length Polymorphism) se refiere a secuencias específicas de nucleótidos en el ADN que son reconocidas y cortadas por las enzimas de restricción y que varían entre especies. Esta técnica, desarrollada a finales de los 70, se basa en la detección de fragmentos de ADN que cuentan con patrones de distancia, longitud y disposición a lo largo de la doble hélice (Muñoz, 2004).

El PCR-RFLP, se utiliza para diferenciar o genotipificar microorganismos mediante el análisis de patrones derivados de cortes en el ADN. Así como, para estudiar la virulencia de N. *caninum*. Ésta metodología no se ha empleado para diagnóstico (Muñoz, 2004; Spencer et al, 2000).

4.1.6 RAPD-PCR

La amplificación aleatoria del ADN polimórfico (en inglés random amplification of polymorphic DNA), es un tipo de PCR, en la cual las amplificaciones ocurren de manera aleatoria. No requiere identificar una secuencia específica en la doble cadena, por lo que los cebadores pueden unirse en cualquier parte. Ésta técnica no es específica ni se emplea para diagnóstico, sólo para investigaciones filogénicas y diferenciación de especies de N. *caninum* (Guo y Johnson, 1995; Muñoz, 2004; Spencer et al, 2000).

4.1.7 PCR Tiempo Real o qPCR

La PCR a tiempo real se diferencia del convencional e incluso de las demás variantes de ésta técnica, en que permite monitorizar en cada ciclo la aparición del ADN producto de la reacción, mediante el uso de fluoróforos. Tiene la ventaja de utilizar cebadores normales para su realización, por lo que es más económica que la que usa sondas específicas (VanGuilder et al, 2008).

Cada vez que se realiza una copia del ADN molde se libera fluorescencia, por lo que ésta es proporcional a la cantidad de ADN generado. Además, el sistema de PCR a tiempo real proporciona mayor sensibilidad y robustez, con la posibilidad añadida de cuantificar la cantidad inicial de ADN diana presente en la muestra. El resultado de una PCR en tiempo real se visualiza en un gráfico de amplificación. En él se expresa la fluorescencia leída por el termociclador en el eje de las ordenadas y el número de ciclos de la PCR en el eje de las abscisas. De esta forma, la curva de amplificación consta de una fase inicial o lineal donde la producción de fluorescencia toma alrededor de 10 a 15 ciclos (ADN producto), está por debajo del nivel de detección del termociclador. Una segunda fase, da un incremento de la fluorescencia, la cual es en forma exponencial en su inicio; en la tercera etapa, durante la fase exponencial de la anterior, la cantidad de producto se duplica en cada ciclo bajo condiciones ideales de tiempo y temperatura. Finalmente, la reacción se estabiliza cuando la reacción de componentes se limita y la medición de la fluorescencia ya no es útil. En este gráfico es posible establecer un valor de fluorescencia umbral que señala la zona de aumento exponencial. Este valor se representa en el gráfico con una recta horizontal (línea Threshold o Umbral). El punto de intersección de una curva de amplificación con el umbral se denomina Ct (Threshold Cycle). Este punto indica el ciclo en el que la fluorescencia alcanza el valor umbral. Cuanto más ADN inicial tenga la muestra antes se alcanza este valor, pues será menor el número de ciclos necesarios (Ct menor) para ello (Collantes et al, 2002; Muñoz, 2004; VanGuilder et al, 2008).

El gráfico de amplificación puede visualizarse con los dos ejes en escala lineal o con el eje de las ordenadas en escala logarítmica. Ambas presentaciones son válidas para interpretar los resultados. El gráfico en escala semilogarítmica puede ser útil para ajustar manualmente el valor umbral dentro de la zona exponencial de la segunda fase. Aunque en la actualidad, todos los termocicladores incluyen en su software un sistema automático de cálculo del valor umbral (Muñoz, 2004; VanGuilder et al, 2008).

5. Aspectos Generales en la Estandarización de la Extracción de ADN y de la qPCR

5.1 Estandarización de la Extracción de ADN

El método de extracción del ADN varía en función del tipo de prueba que se realiza posteriormente. En la técnica de PCR cuantitativa en tiempo real, el ácido desoxirribonucleico (ADN) es el analito. Por tanto, una buena muestra implica siempre un correcto proceso de obtención de esta molécula a partir de material biológico (Pérez, 2004; Rådström et al, 2004).

La extracción de ADN consta de una etapa de lisis, que consiste en romper las estructuras que confinan el citoplasma y liberar al medio su contenido, posteriormente se requiere de otra de purificación, que implica la retirada de la solución final de la mayoría de elementos que pueden interferir en la PCR (Rådström et al, 2004).

Aunque la obtención para el ADN es un protocolo conocido, se requiere estandarizar el procedimiento, para una extracción de ADN con calidad, garantizando de esta manera la sencillez y eficacia del método empleado, con el propósito de contribuir a la detección del microorganismo, evitando resultados falsos. Además, un método de extracción de ADN genómico lo más estandarizado posible nos permite obtener un ADN puro, no degradado, libre de ARN y de inhibidores de la PCR (Fraga et al, 2004).

Los pasos necesarios para una correcta extracción y purificación del ADN mediante un procedimiento químico son, la lisis de las células; con la ayuda de sales caotrópicas que ayudan a romper la estructura tridimensional de macromoléculas como las proteínas o los ácidos nucleicos consiguiendo su desnaturalización. Otra parte del proceso implica, la degradación de la fracción proteica asociada al ADN, que se consigue mediante la adición de una proteasa. Por último, la purificación, que consta de la precipitación del ADN; el cual, es insoluble en alcohol, por lo que se puede precipitar en etanol frío o isopropanol que se llevará las sales añadidas previamente, después se puede recuperar mediante una centrifugación. Inmediatamente, el lavado del pellet y de igual manera se realiza con etanol volviendo a centrifugar; para su posterior uso, es rehidratado (Rådström et al, 2004).

Otro aspecto importante dentro de la etapa de la purificación, es que en muchas ocasiones, el protocolo del kit usado recomienda realizar el proceso con la ayuda de minicolumnas equipadas con una membrana de sílica que retiene específicamente el ADN permitiendo el paso de las moléculas y sales que acompañan la reacción de lisis. El contenido se eluye con alcohol. El objetivo de esto, es que, se omitan todos los posibles factores que puedan ser inhibidores de la PCR (Fraga et al, 2004; Rådström et al, 2004).

Comúnmente, la confirmación de la presencia de ADN se lleva a cabo mediante electroforesis en un gel de agarosa y bromuro de etidio para la observación con luz UV, lo cual permite observar que el método de extracción es reproducible, para así continuar con su estandarización (Espitia et al, 2004; Fraga et al, 2004).

Aunque también puede realizarse directamente con un biofotómetro que cuantifica el ADN extraído, determinando la calidad mediante el cálculo de la fracción de absorbancia entre 260 nm y 280 nm. Las bases nitrogenadas que componen al ADN son las responsables de esta característica de absorbancia, por lo que el rango de pureza, se realiza mediante el cociente de la absorbancia obtenida a 260 nm respecto a aquella obtenida a 280nm. Un cociente entre 1.8 y 2 indica un alto grado de pureza, mientras que cocientes inferiores a este rango indican contaminaciones con proteína, esto se debe a que la absorbancia a 280 nm aumenta dada la composición química de estas macromoléculas (Espitia et al, 2004).

5.2   Aspectos Generales de la Estandarización de la qPCR

El sistema de PCR en tiempo real proporciona mayor sensibilidad y robustez, con la posibilidad añadida de cuantificar la cantidad inicial de ADN diana presente en la muestra (Fraga et al, 2004; Rådström et al, 2004).

La sensibilidad analítica o límite de detección es la mínima cantidad de analito que es capaz de detectar el ensayo y puede ser representado como: número de copias del genoma, dosis infecciosa, unidades formadoras de colonias (UFC), etc, del agente que puede ser detectado (British Pharmacopoeia Veterinary, 2004). Por lo que, la capacidad del PCR para multiplicar una porción del ADN es lo que le confieren su altísima sensibilidad; la utilización de cebadores que reconocen una secuencia única elegida, propia de cada microorganismo, le confieren su gran especificidad analítica, que es la habilidad de un ensayo de distinguir o detectar el blanco específico de otros agentes infecciosos. Se determina con el empleo de patógenos genéticamente similares que se encuentran comúnmente contaminado las muestras clínicas del agente a detectar, para el cual fue diseñado el ensayo (Binder, 1997e; British Pharmacopoeia Veterinary, 2004; Organización Mundial de Sanidad Animal, 2004). La demostración de este parámetro requiere del empleo de un amplio rango de microorganismos que presenta una estrecha relación filogenética con en agente a detectar. La robustez, es una medida de la capacidad de no afectarse por pequeñas variaciones en los principales parámetros del método ($MgCl_2$, cebadores o dNTPs) y proporciona una medida de su confiabilidad durante el uso normal. La evaluación de la robustez debe ser considerada durante la etapa del desarrollo y estandarización del ensayo pues en esta fase del proceso se realizan pequeñas variaciones en los principales parámetros críticos ($MgCl_2$, dNTPs, cebadores, etc) con el fin de lograr la correcta optimización y de esta forma se tienen estimados preliminares de la robustez del ensayo, la cual finalmente se confirma a través de estudios colaborativos entre laboratorios (British Pharmacopoeia Veterinary, 2004). La rapidez del PCR comparada con algunas técnicas tradicionales, es otra ventaja para destacar; la característica de detectar la presencia de ADN en vez de usar otros métodos convencionales, le permite su utilización con una gran variedad de muestras. Al mismo tiempo, a pesar de sus grandes ventajas, podemos ver que existe gran probabilidad de obtener resultados falsos positivos por contaminación, ya sea con productos de amplificaciones anteriores o la contaminación de los reactivos, lo que hace necesario realizar una cuidadosa evaluación de sus resultados y además se debe destacar la falta de estandarización de las técnicas, este procedimiento tiene el propósito de obtener resultados confiables (Fraga et al, 2004).

Antes que se continúe con la estandarización, debe verificarse que existe una concordancia entre los resultados obtenidos entre réplicas y en diferentes corridas, es decir, debe existir la precisión expresada como la concordancia obtenida entre determinaciones independientes realizadas bajo las mismas condiciones tales como tiempo, aparato, laboratorio, etc, lo cual se conoce como reproducibilidad[53]. Un ensayo estandarizado es un método que brinda constantemente el mismo resultado para una muestra dada cuando se ha repetido varias veces (Fraga et al, 2004; Organización Mundial de Sanidad Animal, 2004)

Para estandarizar un ensayo analítico, primeramente es necesario demostrar y comprobar si el método es útil o no para el fin que fue diseñado, utilizando para ello material de referencia, que permita obtener resultados confiables. El desarrollo y estandarización de un sistema de PCR incluye optimizar toda una serie de parámetros críticos de los cuales depende este método y determinar parámetros imprescindibles que permita plantear que el sistema diseñado es confiable (Fraga et al, 2004; Organización Mundial de Sanidad Animal, 2004; Rådström et al, 2004).

La reacción de amplificación incluye la secuencia blanco, al menos un par de cebadores específicos, desoxinucleótidos trifosfatos (dNTPs), un tampón de reacción adecuado, una ADN polimerasa termoestable, a dicha mezcla se le adiciona una sustancia marcada con un fluoróforo para que, en un termociclador automático que realiza los ciclos en los tiempos y temperaturas programadas de forma exacta, mida la fluorescencia tras excitar el fluoróforo a la longitud de onda apropiada, permitiendo conocer la tasa de generación de la amplificación. Todos estos parámetros son necesarios optimizar para lograr un correcto funcionamiento del sistema (Rådström et al, 2004).

En el ADN molde, la correcta amplificación de la región de interés es dependiente de la cantidad y calidad, por lo que se debe garantizar su integridad, es decir no puede estar fragmentado en trozos más pequeños del que se desea amplificar, la muestra no debe llevar agentes quelantes (EDTA) que reduzcan la concentración de iones Mg^{2+} en la solución para que no inhiban la actividad de la polimerasa (Barbeyrac et al, 1996). Su carencia puede inactivar la enzima y su exceso reduce la fidelidad de la enzima y puede incrementar las uniones inespecíficas (Eckert y Kunkel, 1990).

Existen diferentes tipos de ADN polimerasa que llevan a cabo la replicación del ADN. Estas se pueden clasificar en: termolábiles (Temperatura óptima: 37°C a 42°C, se desnaturalizan con el calor) y termoestables (Temperatura óptima: 74 °C, resiste entre 40 a 50 segundos a 96°C). Las más utilizada es la enzima termoestable conocida como Taq ADN polimerasa. Para intentar obtener las mejores condiciones para y garantizar su correcto funcionamiento, se recomienda no usar un alto número de ciclos, las concentraciones de los dNTPs deben ser iguales, disminuir en lo posible el tiempo de cada etapa (Fraga et al, 2004; Organización Mundial de Sanidad Animal, 2004).

Actualmente, se emplean kits comerciales para realizar qPCR. Sin embargo, esto no garantiza la inexistencia de falsos positivos en los resultados. Otro aspecto muy importante que debe considerarse, son los inhibidores de la PCR, que son contaminantes orgánicos e inorgánicos incluidos en la muestra de ADN, interfieren atenuando o inhabilitando completamente la reacción de amplificación. Se han reportado una amplia variedad y son particularmente abundantes en muestras complejas como tejidos animales, fluidos como la sangre, etc. Debido a que muchos de ellos exhiben una solubilidad similar al ADN no son removidos eficientemente durante el proceso de extracción y pueden actuar directamente afectando la acción de la Taq polimerasa o como en el caso de las proteínas y carbohidratos, que pueden unirse a los iones de magnesio no dejándolos disponibles para la polimerasa (Moreira, 1998; Queiroz et al, 2001).

Generalmente, los dos parámetros que comúnmente se optimizan son las condiciones de amplificación tales como la temperatura y el tiempo de alineamiento. Los tiempos y temperaturas del resto de las etapas usualmente no varían significativamente. Frecuentemente, es empleado un tiempo de alineamiento de 30 a 45 segundos; sin embargo, las secuencias de los cebadores son una consideración importante en la determinación de la temperatura de alineamiento óptima de la PCR; pues para aquellos que poseen una temperatura de fusión (Tm) alta, se recomienda aumentar la temperatura de alineamiento, de esta forma se reducen al mínimo las uniones inespecíficas, aumenta la cantidad de producto amplificado y se reduce la formación de dímeros. La temperatura de alineamiento óptima dependerá del cebador con la menor temperatura de fusión, generalmente más/menos 5ºC que la calculada, es la indicada para comenzar los estudios de optimización. Ambos cebadores deben tener una Tm similar, planteándose que si las Tm se diferencian en mas de 5ºC, uno de los cebadores debe ser rediseñado (Fraga et al, 2004; Rådström et al, 2004; VanGuilder et al, 2008).

Por otro lado, la Taq polimerasa tiene actividad reducida entre los 45ºC y 65ºC, que son los intervalos a los cuales se eligen la mayoría de las temperaturas de alineamiento, tiempos más largos suelen incrementar la probabilidad de aparición de productos inespecíficos (VanGuilder et al, 2008).

El número de ciclos también es un aspecto importante a considerar. Este número depende de la cantidad de ADN que existe en la muestra una vez que el resto de los factores han sido optimizados. Es importante no realizar un número alto de ciclos (normalmente se emplean de 25-45 ciclos) ya que puede dar lugar a la amplificación de productos no deseados originados por hibridaciones no específicas (Fraga et al, 2004; Rådström et al, 2004).

Al ser muy sensible la técnica de PCR cuantitativa, es de gran importancia evitar contaminaciones, ya que es posible que el ADN no deseado, aunque se encuentre en cantidades pequeñas, se amplifique y obtengamos un resultado que no es real, por lo que una de sus mayores ventajas, se convierte a la vez en el principal inconveniente. Existen una serie de normas que ayudan a evitar las contaminaciones y la aparición de falsos positivos: el lugar físico e instrumental debe ser exclusivo para la realización del ensayo, la utilización de reactivos en buen estado, tubos y puntas estériles, uso de guantes, colocar controles negativos como agua grado bilógica. Para evitar la aparición de resultados falsos negativos, producidos generalmente por errores al pipetear y/o presencia de inhibidores, se recomienda emplear controles internos que compiten con la muestra problema (Fraga et al, 2004; Organización Mundial de Sanidad Animal, 2004; VanGuilder et al, 2008).

6. El Control Interno de Amplificación en la qPCR

La fiabilidad del kit está garantizada gracias al control interno de amplificación (IAC). El sistema IAC ha sido específicamente diseñado con el fin de validar la precisión del test, permitiendo distinguir resultados negativos verdaderos, de falsos resultados negativos causados por un mal funcionamiento de la PCR (debido a inhibiciones, deterioro de los reactivos de PCR, etc.).

El sistema IAC consiste en la amplificación independiente de una secuencia de ADN artificial que es co-amplificada con el ADN diana del patógeno durante la PCR, de modo que la especificidad y sensibilidad del test no resultan afectadas por la amplificación competitiva de ambos ADNs. Así, la señal de amplificación del IAC puede desaparecer en muestras positivas con un alto contenido de ADN del patógeno. No obstante, la señal del IAC debe detectarse siempre en las muestras negativas (ausencia del patógeno). Si no se obtiene señal del IAC ni del patógeno, deberá aclararse la causa del mal funcionamiento de la reacción de PCR, verificando la integridad de los reactivos del kit o aplicando soluciones alternativas para eliminar los problemas de inhibición.

La mayoría de problemas de inhibición se deben a la presencia de partículas o substancias en las extracciones de las muestras de ADN. Si en una muestra se produce inhibición de la PCR, esto generalmente se soluciona repitiendo el análisis con una dilución 1/10 o 1/100 del extracto del ADN muestra con agua destilada estéril y libre de ácidos nucleicos para diluir los posibles inhibidores de la PCR. No se recomienda realizar diluciones mayores, ya que podrían disminuir la concentración de ADN molde a valores inferiores al límite de amplificación. Una buena solución para aquellas muestras cuya inhibición no pueda resolverse mediante dilución, podría ser el uso de métodos de extracción de ADN que incorporen pasos de purificación, como en columnas de sílica (Microbial, 2009).

7. Sistemas de Detección con dos Fluoróforos en la qPCR

La PCR cuantitativa se realiza en un termociclador con capacidad de hacer incidir sobre cada muestra un haz de luz de una longitud de onda determinada y de detectar la fluorescencia emitida por el fluorocromo excitado.

En la mayoría de los casos, los kits de detección de patógenos incluyen sistemas de detección por PCR a tiempo real mediante dos fluoróforos. Estos sistemas se basan en dos sondas, marcadas con un fluoróforo distinto cada una. La sonda marcada con el fluoróforo FAM indica la presencia del patógeno a detectar, mientras que la sonda marcada con el fluoróforo VIC indica una correcta reacción de amplificación mediante el uso del IAC. Gracias a la incorporación del IAC es posible detectar inhibiciones de la reacción, lo que evita falsos resultados negativos.

El resultado típico del análisis de una muestra por PCR a tiempo real con un sistema de detección de con dos fluoróforos es un gráfico de amplificación en el que se observan dos tipos de curvas: unas para el FAM (detector del patógeno) y otras para VIC (detector del IAC). Se considerarán positivas (presencia del patógeno), las muestras en las que la curva del FAM supere su valor umbral, independientemente del comportamiento de la curva de VIC. En cambio, se consideraran negativas sólo aquellas muestras en las que la curva del FAM no supere su valor umbral pero sí lo haga la curva de VIC.

Una estrategia recomendable para el análisis de los resultados consiste en visualizar la curva de FAM (detector del patógeno); todas aquellas muestras en las que FAM supere el valor umbral se pueden considerar positivas, pero aquellas en las que no supere el valor umbral no se pueden considerar negativas sin haber comprobado antes el resultado para VIC, ya que para descartar posibles problemas de inhibición es importante que el valor de Ct de la curva de VIC de una muestra sea similar al que se obtiene en el control blanco. Cuando ninguna curva supere su valor umbral o cuando solo la curva de VIC supere su umbral pero con un Ct sensiblemente mayor al del control blanco se considerará que la PCR está inhibida. Debe tenerse en cuenta que un valor de Ct elevado para VIC o que no supere su umbral no siempre significa que existe inhibición de la PCR, pues una gran cantidad inicial de ADN del patógeno puede provocar un desplazamiento de la reacción a favor del detector FAM. En la Tabla 2, se puede resumir la interpretación de los resultados de la determinación de la presencia/ausencia de un patógeno (Microbial, 2009).

Tabla 2. Interpretación de los resultados para los sistemas de detección de patógenos con 2 fluoróforos.

Detector del Patógeno (FAM)	Detector de IAC (VIC)	Interpretación
Supera umbral	Irrelevante	Muestra positiva
No supera umbral	Supera umbral, sin retraso respecto al control negativo	Muestra negativa
No supera umbral	No supera umbral/ retraso respecto al control negativo	Muestra inhibida

REFERENCIAS BIBLIOGRÁFICAS

1) Álvarez, G. (2003). *Identificación y Caracterización de Antígenos de "Neospora caninum" con Interés Inmunodiagnóstico en Bovinos.* (Tesis de Doctorado-Universidad Complutense de Madrid, Facultad de Veterinaria) [En línea]. Disponible en: http://www.ucm.es/eprints [Consultado: 25 de Octubre del 2011].

2) Anderson, M., Blanchard, P., Barr, B., Dubey, J., Hoffman, R., and Conrad, P. (1991). Neospora-like protozoan infection as a major cause of abortion in California dairy cattle. *J. Am. Vet. Med. Assoc.* 198: 241-244.

3) Anderson, M., Reynolds, J., Rowe, J., et al. (1997). Evidence of vertical transmission of *Neospora* sp infection in dairy cattle. *J. Am. Vet. Med. Assoc.* 210:1169-1172.

4) Anderson, M., Andrianarivo, A., and Conrad, P. (2000). Neosporosis in cattle. *Anim Reprod.Sci,* 60-6:417-431.

5) Atkinson, R., Harper, P., Morrison, D., and Ellis, J. (1999). Comparison of the biological characteristics of two isolates of *Neospora caninum. Parasitology.* (4)118: 363-370.

6) Atkinson, R., Harper, P., Reichel, M., and Ellis, J. (2000b). Progress in the serodiagnosis of *Neospora caninum* infections of cattle. *Parasitol. Today* 16, 110-114.

7) Barbeyrac, B., Bébéar, C., and Robinson, T. (1996). PCR: Preparation of DNA from clinical Specimens. En: Molecular and Diagnostic Procedures in Mycoplasmology. Vol.II. Diagnostic Procedures. Academic Press, pp: 61-65.

8) Barr, B., Rowe, J., Sverlow, K., BonDurant, R., Ardans, A., and Conrad, P. (1994). Experimental reproduction of bovine fetal *Neospora* infection and death with a bovine *Neospora* isolate. *J. Vet. Diagn. Invest,* 6:207-215.

9) Barr, B., Conrad, P., Sverlow, K., Tarantal, A and Hendrickx, A. (1994b). Experimental fetal and transplacental *Neospora* infection in the nonhuman primate. *Lab. Invest.* 71:236-242.

10) Belak, A., and Ballagi, P. (1989). Detection of Pseudorabies Virus DNA Sequences by the Polimerase Chain Reaction. *Arh Virol.* 108: 279-286.

11) Binder, A. (1997e). Factors Affecting Specifity in PCR. *Wed Jan,* (13): 15-23.

12) Binder, A. (1997h). PCR Optimization. *Wed Jan,* (15) 03: 10-31.

13) Björkman, C., Johansson, S., Stenlund, Holmdahl, O., and Uggla, A. (1996). *Neospora* species infection in a herd of dairy cattle. J. Am. Vet. Med. Assoc. 208: 1441-1444.

14) Björkman, C., Uggla, A. (1999). Serological diagnosis of Neospora caninum infection. *Int. J. Parasitol.* 29, 1497-1507.

15) British Pharmacopoeia Veterinary. (2004). Test for Absence of Mycoplasmas. Appendix XVI. B (Vet) 3. pp A17- A19.

16) Collantes, E., Zaballos, A., Álvarez, G., Ortega, L., et all. (2002). Quantitative detection of *Neospora caninum* in bovine aborted fetuses and experimentally infected mice by real-time PCR. *J. Clin. Microbiol.* 40: 1194-1198.

17) Conrad, P., Barr, B., Sverlow, K., Anderson, M., Daft, B., Kinde, H., Dubey, J., Munson, L., and Ardans, A. (1993). In vitro isolation and characterization of a *Neospora* sp. from aborted bovine foetuses. Parasitology, 106(Pt. 3):239-249.

18) De Marez, T., Liddell, S., Dubey, J., Jenkins, M., and Gasbarre, L. (1999). Oral infection of calves with *Neospora caninum* oocysts from dogs: humoral and cellular immune responses. *Int. J. Parasitol,* 73: 460-468.

19) De Meerschman, F., Speybroeck, N., Berkvens, D., Rettinger, C., Focant, C., Leclipteux, T., Cassart, D., Losson, B. (2002). Fetal infection with *Neospora caninum* in dairy and beef cattle in Belgium. Theriogenology, 58: 933-945.

20) Dijkstra, T., H. W. Barkema, M. Eysker, and W. Wouda. (2001a). Evidence of post-natal transmission of *Neospora caninum* in Dutch dairy herds. *Int. J. Parasitol.* 31:209-215.

21) Dijkstra, T., Barkema, W., Hesselink, J., and Wouda, W. (2002b). Point source exposure of cattle to *Neospora caninum* consistent with periods of common housing and feeding and related to the introduction of a dog. *Vet. Parasitol.* 105:89-98.

22) Dubey, J., Hattel, A., Lindsay, D., and Topper, M. (1988a). Neonatal *Neospora caninum* infection in dogs: isolation of the causative agent and experimental transmission. *J. Am. Vet. Med. Assoc.* 193:1259-1263.

23) Dubey, J., Carpenter, J., et al. (1988b). Newly recognized fatal protozoan disease of dogs. *J. Am. Vet. Med. Assoc.* 192:1269-1285.

24) Dubey, J., Lindsay, D., Anderson, M., Davis, S., and Shen, S. (1992). Induced transplacental transmission of *Neospora caninum* in cattle. *J. Am. Vet .Med .Assoc.* 201: 709-713.

25) Dubey, J., and Lindsay, D. (1996). A review of *Neospora caninum* and neosporosis. *Vet. Parasitol.* 67: 1-59.

26) Dubey, J., Wouda, W., and Jenkins, M. (1997). Serological diagnosis of bovine fetal neosporosis. *Journal Parasitology*, 83: 545-547.

27) Dubey, J. (1999). Neosporosis in cattle. Biology and economic impact. *J. Am. Vet. Med. Ass,* 214:1160-1163.

28) Dubey, J., Barr, B., Barta, J., McAllister, M., et al. (2002a). Redescription of *Neospora caninum* and its differentiation from related coccidia. *Int. J. Parasitol.* 32: 929-946.

29) Dubey, J., Hill, D., Lindsay, D., Jenkins, M., Uggla, A., and Speer, C. (2002b). *Neospora caninum* and Hammondía heydorni are separate species/organisms. *Trends Parasitol.* 18: 66-69.

30) Dubey, J. (2003). Neosporosis in cattle. *J. Parasitol.* 89 (Suppl): S42-S56.

31) Eckert, K., and Kunkel, T. (1990). High fidelity DNA synthesis by the Thermusaquaticus DNA polymerase. Nucl. Acids Res, 18: 373-944.

32) Espitia, C., Echeverri, D., et al. (2004). Estandarización de un Protocolo de Extracción de AND en Tejido Aórtico Humano. Fondo de Investigaciones de la Facultad de Ciencias, Universidad de los Andes y Laboratorio de Diagnóstico Molecular y Bioinformática.

33) Fraga, J., Rodríguez, O., Fuentes, M., y Fernández, C. (2004). Comparación entre cinco métodos para la extracción de ADN de triatomíneos: Su utilización en la técnica de ADN polimórfico amplificado al azar. Revista Cubana de Medicina Tropical, 56: 208-213.

34) Franzen, C., Muller, A., Bialek, R., Diehl, V., Salzberger, B., and Fatkenheuer, G. (2000). Taxonomic position of the human intestinal protozoan parasite Isospora belli as based on ribosomal RNA sequences. *Parasitol.Res*, 86: 669-676.

35) González, L., Buxton, R., Atxaerandio, G., Aduriz, S., et al. (1999). Bovine abortion associated with *Neospora caninum* in northern Spain. *Vet. Rec.* 144:145-150.

36) Guo, Z., and Johnson, A. (1995). Genetic comparison of *Neospora caninum* with *Toxoplasma* and *Sarcocystis* by random amplified polymorphic ADN-polymerase chain reaction. Parasitol. Res. 81: 365-370.

37) Holmdahl, O., Mattsson, J. (1996). Rapid and sensitive identification of *Neospora caninum* by in vitro amplification of the internal transcribed spacer 1. *Parasitology* 112 (2): 177-182.

38) Howe, L., West, D., Collett, M., Tattersfield, G., Pattison, R., et al. (2008). The role of Neospora caninum in three cases of unexplained ewe abortions in the southern North Island of New Zealand. ELSEVIER, 75: 115–122. [En línea]. Disponible en: www.sciencedirect.com [Consultado: 24 de Octubre del 2011].

39) Innes, E., Andrianarivo, A., Björkman, C., Williams, D., and Conrad, P. (2002). Immune responses to *Neospora caninum* and prospects for vaccination. *Trends Parasitol.* 18: 497-504.

40) Jenkins, M., Baszler, T., Björkman, C., Schares, G., and Williams, D. (2002). Diagnosis and seroepidemiology of *Neospora caninum*-associated bovine abortion. *Int.J.Parasitol,* 32: 631-636.

41) Lally, N., Jenkins, M., Dubey, J. (1996a). Development of a polymerase chain reaction assay for the diagnosis of neosporosis using the *Neospora caninum* 14-3-3 gene. Mol.Biochem.Parasitol. 75, 169-178.

42) Lindsay, D., Dubey, J., and Duncan, R. (1999a). Confirmation that the dog is a definitive host for *Neospora caninum*. *Vet. Parasitol.* 82: 327-333.

43) Marsh, A., Barr, B., Packham, A., and Conrad, P. (1998). Description of a new *Neospora* species (Protozoa: Apicomplexa: Sarcocystidae). *J. Parasitol.* 84: 983-991.

44) McAllister, M., Dubey, J., Lindsay, D., Jolley, W., Wills, R., and McGuire, A. (1998). Dogs are definitive hosts of *Neospora caninum*. *Int. J. Parasitol.* 28:1473-1478.

45) McAllister, M., Björkman, C., Anderson-Sprecher, R., and Rogers, D. (2000). Evidence of point-source exposure to *Neospora caninum* and protective immunity in a herd of beef cows. *J. Am. Vet. Med. Assoc.* 217: 881-887.

46) Microbial. (2009). Guía de Interpretación de resultados: Sistemas de detección de patógenos por PCR a tiempo real. pp. 6-8.

47) Moore, D., Odeón, A., Venturin, M., y Campero, C. (2005). Neosporosis bovina: conceptos generales, inmunidad y perspectivas para la vacunación. *Revista Argentina de microbiología*, 37: 217-228 ISSN 0325-7541.

48) Moore, D., Echaide, I., Verna, A., Leunda, A., et al. (2010). Immune response to Neospora caninum native antigens formulated with immune stimulating complexes in calves. *Veterinary Parasitology* ELSEVIER, 175: 245-251. [En línea]. Disponible en: www.elsevier.com/locate/vetpar [Consultado: 18 de Octubre del 2011].

49) Morales, S., Puente C., Santa Cruz, M., y Trigo, T. (1997). Diagnóstico histopatológico de fetos abortados en la Cuenca Lechera de Tizayuca Hidalgo. Memorias del XXI Congreso Nacional de Buiatría. México, Colima. *Asociación Mexicana de Especialistas en Bovinos, A.C.* Colima: 23-25.

50) Moreira, D. (1998). Efficient removal of PCR inhibitors using agarose-embedded DNA preparations. Nucleic. Acids. Res, Jul 1; 26 (13): 3309-3310.

51) Muñoz, H. (2004). Puesta a Punto de la Técnica en Cadena de la Polimerasa (PCR) para el Diagnóstico de *Neospora caninum* en Tejido Nervioso Central de Fetos Bovinos Abortados. (Tesis de Licenciatura-Universidad Católica de Temuco, Escuela de Medicina veterinaria) [En línea]. Disponible en: http://www.biblioteca.uct.cl/tesis/andrea-munoz/tesis.pdf [Consultado: 30 de Septiembre 20011].

52) Müller, N., Vonlaufen, N., Gianinazzi, C., Leib, S. L., Hemphill, A. (2002). Application of real-time fluorescent PCR for quantitative assessment of *Neospora caninum* infections in organotypic slice cultures of rat central nervous system tissue. *J. Clin. Microbiol.* 40, 252-255.

53) Organización Mundial de Sanidad Animal. (2004). Manual of Diagnostic Tests and Vaccines for Terrestrial Animals. Validation and quality control of polymerase chain reaction methods used for the diagnosis of infectious diseases. Office International Des. Epizooties, Chapter 1.1.4. pp: 1-25.

54) Pereira, B., Quintanilla, G., Pérez, P., et all. (2003). Evaluation by different diagnostic techniques of bovine abortion associated with *Neospora caninum* in Spain. *Vet. Parasitol*; 111: 143-152.

55) Pérez, Z. (2004). *Variabilidad Adaptativa y Patogénica en Neospora Caninum*. (Tesis de Doctorado-Universidad Complutense de Madrid, Facultad de Veterinaria) [En línea]. Disponible en: http://www.ucm.es/eprints/5362/ [Consultado: 4 de Noviembre del 2011].

56) Spencer, J., Witherow, A., and Blagburn, L. (2000). A random amplified polymorphic DNA polymerase chain reaction technique that differentiates between *Neospora* species. *J. Parasitol*, 86: 1366-1368.

57) Queiroz, A., Santos, F., Sassaroli, A., Harsi, C., Monezi, T., and Mehnert, U. (2001). Electropositive Filter Membrane as an Alternative for the Elimination of PCR Inhibitors from Sewage and Water Samples. AEM, 67 (10): 4614-4618.

58) Quinn, H., Miller, C., Ryce, C., Windsor, P., and Ellis, J. (2002). Characterization of an outbred pregnant mouse model of *Neospora caninum* infection. *J. Parasitol.* 88: 691-696.

59) Rådström, P., et al. (2004). Pre-PCR processing: Strategies to generate PCR-compatible samples. *Mol. Biotechnol*, 26: 133-46.

60) Reichel, M. (2000). *Neospora caninum* infections in Australia and New Zealand. *Aust Vet Jour.* 78-4: 258-261.

61) Rondón, B., y Bragagnini, D. (2006). Aspectos Inmunopatológicos de la Neosporosis Bovina. *Orinoquia*, vol. 10. No. 002. Universidad de los Llanos Villavicencio, Colombia; pp. 52-58.

62) Salinas, M., Mora, G., et al. (2005). Frecuencia de Anticuerpos contra *Neospora caninum* en Ganado Bovino del Noroeste de México. *Veterinaria México,* 36-003: 303-311.

63) Santana, O., Vázquez, C., Esparza, M., et al. (2010). *Neospora caninum:* detección de ADN en sangre durante la primera gestación de vaquillas infectadas naturalmente. *Vet. Méx.* 41 (2): 131-137.

64) Thilsted, J., and Dubey, J. (1989). Neosporosis-like abortions in a herd of dairy cattle. *J. Vet. Diagn.* Invest, 1: 205-209.

65) Timothy, V., Lawrence, G., Maureen, L., and Bruce, A. (1999). Detection by PCR of *Neospora caninum* in Fetal Tissues from Spontaneous Bovine Abortions. *Journal of Clinical Microbiology*, 37-12:4059-4064.

66) Uggla, A., Holmdahl, O., Jakubek, E., et al. (1998). Oral *Neospora caninum* inoculation of neonatal calves. Int. J. Parasitol. 28:1467-1472.

67) VanGuilder, D., Vrana, E., and Freeman, M. (2008). Twenty-five years of quantitative PCR for gene expression analysis. *Review BioTechniques* 44:619-626. doi 10.2144/000112776.

68) Wouda, W., Moen, A., Visser, I., and Knapen F. (1997). Bovine foetal neosporosis, a comparison of epizootic and sporadic abortion cases in different age classes with regard to lesion severity and immunohistochemical identification of organism in brain, heart, and liver. *J. Vet. Diag. Invest,* 9:180-185.

69) Wouda, W., Dijkstra, A., Kramer, C., and Brinkhof, J. (1999b). Seroepidemiological evidence for a relationship between *Neospora caninum* infections in dogs and cattle. *Int. J. Parasitol*, 29:1677-1682.

70) Yamane, I., Kokuho, T., Shimura, K., et al. (1996). In vitro isolation of a bovine *Neospora caninum* in Japan. *Vet.Rec.* 8: 138-652.